DE L'AVENIR

DES ÉTABLISSEMENTS

D'EAUX MINÉRALES

DANS LES VOSGES

Par le

Dr Bailly.

PLOMBIÈRES. — CONTREXÉXILLE ET VITTEL. — BAINS ET BUSSANG.
L'HYDROTHÉRAPIE A GÉRARDMER ET LA CURE
DE PETIT LAIT SUR LES CHAUMES. — LES HAUTES-VOSGES ET LES TOURISTES.

∿

EPINAL
ALEXIS CABASSE
Rue du Collége, 2

PARIS
E. DENTU, ÉDITEUR
Palais-Royal

1862

DE L'AVENIR

DES ÉTABLISSEMENTS

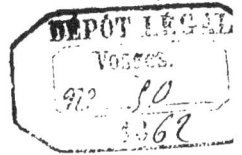

D'EAUX MINÉRALES

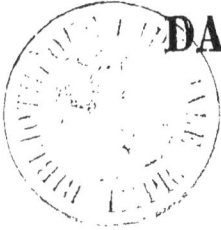

DANS LES VOSGES

Par le

Dr Bailly.

PLOMBIÈRES. — CONTREXÉXILLE ET VITTEL. — BAINS ET BUSSANG.
L'HYDROTHÉRAPIE A GÉRARDMER ET LA CURE
DE PETIT LAIT SUR LES CHAUMES.— LES HAUTES-VOSGES ET LES TOURISTES.

~~~

ÉPINAL
ALEXIS CABASSE
Rue du Collége, 2

PARIS
E. DENTU, Éditeur
Palais-Royal

1862

A M. le baron Ch. de la Guéronnière,
préfet des Vosges.

MONSIEUR,

Je me suis proposé, dans cette œuvre légère, de faire connaître les ressources que peuvent offrir les Vosges, par la variété de leurs eaux minérales et l'attrait de leurs sites pittoresques; j'ai considéré les divers établissements au point de vue des améliorations dont ils sont susceptibles. Pour en assurer la prospérité, je propose d'associer leurs intérêts, de combiner leurs moyens d'action, de les grouper, enfin, en une sorte de famille naturelle qu'une administration spéciale dirigerait vers le progrès.

J'entrevois le but; c'est à vous, Monsieur, qu'est réservé l'honneur de l'atteindre.

Je soumets mon idée à votre haute appréciation, — persuadé que vous saurez en dégager ce qui s'y trouve de réalisable.

La connaissance que vous avez du sujet, votre sollicitude, — si efficace, — pour tous les intérêts du pays, me laissent espérer que vous voudrez bien prendre quelque goût à la lecture de cet écrit, et que vous daignerez l'accueillir avec faveur.

Je vous prie d'agréer l'hommage du profond respect avec lequel je suis, Monsieur le Préfet, votre très humble et obéissant serviteur.

Dr BAILLY.

Bains, 1er juin 1862.

AVENIR

DES

ÉTABLISSEMENTS D'EAUX MINÉRALES

DANS LES VOSGES.

―――――‹●›―――――

§ 1er.

Il y a dans le département des Vosges des campagnes fertiles et d'actives industries; mais ce qui le distingue, ce sont ses montagnes, avec leurs sites pittoresques et leurs sources bienfaisantes. Les terres à blé de l'arrondissement de Neufchâteau, les coteaux de vigne de Mirecourt représentent, en quelque sorte, le côté utile, — de même que les fabriques et les maisons de commerce dans une grande ville. — Ce n'est pas assez. Pour que celle-ci soit célèbre et visitée, il lui faut des monuments, des musées, des théâtres. Cet agrément, ce luxe d'un pays, nous l'avons dans les arrondissements de Saint-Dié et de Remiremont. Nos monuments, ce sont nos roches escarpées, nos lacs et nos cascades; nos musées, nos théâtres, ce sont les panoramas qui se déploient des hauteurs du Honeck ou des profondeurs du Valtin.

1

Il ne suffit pas d'avoir chez soi de belles et bonnes choses ; il faut encore les faire connaître, s'en faire honneur... et profit.

Vous pouvez distraire et guérir ; attirez à vous les personnes ennuyées et souffrantes, — riches surtout ; — vous n'avez qu'à gagner à leur aimable fréquentation. Donnez-leur vos soins, vos appartements, vos vins et vos eaux, — chaudes ou froides, suivant leur goût ; — elles ne seront point ingrates. Vous leur aurez fait plaisir ; elles conserveront de vous et de votre pays un gracieux souvenir. De votre côté, vous conserverez leur argent, avec lequel vous embellirez encore ce pays et y répandrez l'aisance.

Cet échange de bons procédés, entre le noble étranger et l'habitant des montagnes, constitue ce qu'on pourrait appeler une industrie de luxe, et un pays, assez favorisé pour en posséder les éléments, doit les mettre habilement en œuvre. Sinon, cette industrie, qui répond à un besoin réel, — le besoin de la saignée chez les pléthoriques, — ira se développer ailleurs, et l'on aura laissé s'écouler au dehors une sève précieuse, qu'il eût été préférable d'attirer dans une autre partie du même corps.

Les Vosges peuvent-elles satisfaire aux exigences de luxe et de plaisirs des touristes modernes ? A-t-on tiré le meilleur parti des avantages que la nature offrait de toute part en sites ravissants et en sources salutaires ? Enfin, ce pays est-il fréquenté, assailli par cette élégante et joyeuse compagnie qu'on voit, en été, s'abattre

en Suisse, aux bords du Rhin ou dans les Pyrénées?
Les réponses ne sont pas flatteuses. Hier encore,
qu'était-ce que Plombières? Aujourd'hui, qu'est-ce
que Bussang et Gérardmer? Où sont les cavalcades
et les groupes de promeneurs, disséminés, le jour, à
travers les sentiers de la montagne, et se retrouvant,
le soir, dans de brillants hôtels? Hélas! je vois bien
quelques auberges, où se rendent MM. les voyageurs...
du commerce et les bourgeois du voisinage, — braves
gens, certes, — mais qui n'ont ni l'agrément, ni la
prodigalité des gentlemens et de leurs merveilleuses
compagnes.

Pourquoi ce délaissement? Sans prévention, il est
permis d'affirmer que nos montagnes offrent plus d'intérêt pittoresque que celles de la Forêt-Noire ou du
Taunus; que nos eaux minérales sont au moins égales
en efficacité; que notre population, enfin, est plus ave-
nante et plus aimable... puisqu'elle est française.

Mais la vallée du Rhin est la grande artère de
l'Europe. Avant les chemins de fer, c'était la voie naturelle du Nord au Midi; — les Anglais se rendant en
Suisse et en Italie, les Russes à Paris, tous les peuples
s'y rencontraient. Aussi, dès longtemps, l'hôtellerie s'y
est-elle installée largement. Ensuite, on a prôné les
moindres stations thermales avec un tapage de réclame
persistant; on y a recueilli, sans pudeur, les jeux
chassés des grands Etats; on a fait valoir les sites et
les curiosités; tous les appâts ont été offerts, et toutes
les séductions tentées pour attirer et retenir les

étrangers. Le voyage, rendu si agréable, est devenu un but; c'est ainsi que s'est établie cette charmante maison de campagne de tout le monde,— le Paris d'été.

Il n'y a plus à combattre une vogue de plus en plus décidée; cependant, en raison du développement de la richesse publique, de la facilité des communications et des habitudes de villégiature qui se répandent de plus en plus dans toutes les classes de la société, on peut dire qu'il y aura place pour toutes les tables à ce banquet champêtre auquel sont conviés, pendant l'été, les habitants des villes. Il est temps que les Vosges figurent sur la carte des touristes; il faut arrêter un peu ce flot d'émigration, qui, périodiquement, déborde la frontière, va inonder le pays de Bade, et y dépose les plus riches alluvions.

Nous avons une digue naturelle à lui opposer; sachons la mettre à profit pour la fécondité du pays. Que des moyens de transport commodes permettent aux touristes de se répandre dans nos vallées, qu'ils trouvent à s'arrêter des charmes renaissants, que partout ils portent l'animation et le plaisir! Quand cette belle contrée sera une fois connue, elle sera prônée et recherchée.

La société parisienne se lassera quelquefois de Dieppe et de Trouville. La mer offre un spectacle grandiose, mais triste. Le touriste aime le changement; quand il aura été un an aux Pyrénées, il voudra revenir à des montagnes moins sévères et mieux boisées. — Et puis, nos eaux minérales soulagent des souffrances que la mer et les eaux sulfureuses pourraient exaspérer. Le climat, l'altitude, la végétation forestière conviennent à des santés que compromettraient d'autres conditions topographiques.

Tout cela ne serait rien, s'il n'était procédé à une réorganisation mieux entendue des établissements, s'il n'avait été créé des accès faciles, et surtout un établissement supérieur, type de perfectionnement, foyer d'animation, une sorte de chef-lieu des eaux minérales.

Grace à Dieu! un illustre baigneur est venu dans ce pays, s'y est plu, et a pris intérêt à son avenir. Par ses soins, par ses insignes faveurs, Plombières s'est élevé à la hauteur d'une station de premier ordre, les chemins de fer de Saint-Dié, de Remiremont et de Bains s'exécutent; la route du Schlucht a été suspendue aux escarpements de Longemer. L'impulsion est donnée; une ère nouvelle commence pour les plaisirs d'été, pour les excursions de montagnes et la vie des eaux.

Ce mouvement a son point de départ et son centre dans Plombières. Qu'il se propage et ranime les plus engourdis! S'il y restait confiné, bientôt il s'épuiserait sur place.

Si brillante, en effet, que soit cette résidence impériale, elle ne peut répondre à tous les besoins, à tous les caprices du public; — elle ne peut suffire à la réputation des Vosges.

Si les Pyrénées n'avaient eu que Bonnes ou Luchon, elles n'eussent pas été si connues, et ces localités elles-mêmes, loin de profiter de leur position isolée, s'en fussent trouvées amoindries. Mais il y a Barèges, Cauterets, Saint-Sauveur, et tant d'autres stations, qui toutes prospèrent et s'entr'aident, en concourant à faire la réputation générale des Pyrénées.

Il en est de même sur les bords du Rhin : Ems, Wiesbaden et Hombourg sont assez rapprochés. Ces ingénieux allemands, d'ailleurs, ont créé de toute part des points d'arrêt pour les voyageurs. Ils ont multiplié les prétextes; l'essentiel est qu'on séjourne. Ils ont découvert des eaux problématiques; les sources bourbeuses ou limpides y sont également merveilleuses. Quand ils n'ont que de l'eau froide, ils font des établissements hydrothérapiques; ils font boire l'eau des salines de Neuheim, ailleurs du petit lait. — ici, on fait des cures de bourgeons de sapin; là, des cures de raisin; — je ne sais même s'ils ne font pas quelque part des cures de coups de bâton. Ceci, il est vrai, rentre dans la médecine militaire. Nous ne pousserons pas l'admiration pour les procédés germaniques jusqu'à recommander ce mode de traitement; mais nous pouvons imiter les Allemands en plusieurs points, tels que la façon distinguée dont ils pratiquent l'hôtellerie, le goût et les soins qu'ils apportent dans la disposition et l'entretien de leurs promenades, la manière dont ils font valoir leurs moindres curiosités, la mise en scène, l'ordonnance de leurs fêtes, leurs frais de musique, de Kursaal, etc.

Peut-être, y aurait-il à faire autrement, et quelque

chose de mieux approprié à nos goûts français? Ces grandes réunions cosmopolites sont curieuses un moment : on regarde, on admire, et bientôt arrivent la fatigue et l'ennui. Il est d'autres jeux que la roulette, des distractions plus simples et plus intimes.

Ainsi donc, pour que les Vosges soient convenablement fréquentées et réputées, il ne suffit pas de la vogue de Plombières ; il faut qu'en différents points s'organisent des stations, qui deviennent autant de petits centres d'où rayonnent les excursions, et qui offrent, chacune, certains avantages ou attraits particuliers ; que les buveurs de Contrexéville ou de Bussang se rendent aisément à Plombières ou à Gérardmer, et réciproquement.

Pour établir cette solidarité entre les divers établissements, il faut d'abord qu'ils vivent de leur vie propre, s'améliorent dans la mesure de leurs ressources, et ensuite que des voies de communication agréables les relient entre eux.

Notre but est d'appeler sur ce sujet l'attention des hommes d'intelligence et de dévouement, principalement de ceux qui sont à la tête du département, tant à l'administration qu'au Conseil général.

Nous fournirons quelques indications propres à développer le succès de ce genre d'entreprise ; nous montrerons le parti qu'on pourrait tirer de certaines stations négligées...

Le moment semble favorable ; l'élan a été donné, il n'y a plus qu'à le seconder. Les chemins de fer se multiplient ; la richesse publique s'accroît, et, avec elle, le goût des voyages et de la fréquentation des eaux.

§ 2.

PLOMBIÈRES.

À tout seigneur, honneur. Sans Plombières, bien des gens, en France, ne connaîtraient des Vosges que ce qu'enseigne la géographie des écoles : « Vosges? — Epinal. — Epinal? — Vosges. » Les plus instruits sauraient que ce département a pris son nom de montagnes couvertes, sans doute, de forêts impénétrables. Mais on a été envoyé à Plombières, et l'on a traversé Epinal, ce chef-lieu qui n'est pas si *Carpentras* qu'un vaudevilliste l'a insinué : — gracieuse ville, au contraire, intelligente et amie du progrès ; on a vu Remiremont, la coquette, et son amphithéâtre de montagnes ; on est allé à Gérardmer, au Ballon, et l'on a été émerveillé des charmants paysages que renferment les Vosges.

Et puis, les décrets de l'Empereur ont été datés de Plombières, et le monde a su qu'il y avait là des attraits suffisants pour plaire à un Souverain qui a le goût des belles choses.

Cependant, il y a quelques années, la vogue de Plombières était assez restreinte. Quinze cents étrangers fréquentaient ses eaux, et plus des deux tiers venaient des contrées voisines.

C'est qu'en effet le voyage de Paris à Plombières ne se faisait pas en train de plaisir. Au mois de juillet, vingt personnes étaient enfermées et tassées, pendant deux jours et deux nuits, dans des cellules mal propres. Sous les plombs de Venise, on respirait, dit-on, un air fort chaud ; sous les enveloppes en cuir de nos anciennes diligences, on respirait quelque chose de plus : des tourbillons de poussière et d'âcres émanations. Nos enfants ne croiront jamais que nous ayions payé cher des distractions semblables. A Epinal, on quittait la vallée de la Moselle, et l'on montait vers Xertigny, sur des plateaux d'un aspect triste et misérable ; puis, — tout à coup, la voiture arrivait au bord d'un précipice, au fond duquel on apercevait un amas de maisons noirâtres, — c'était Plombières.

La ville elle-même n'offrait rien de plus attrayant : une pauvre église en ruines, une seule rue surchargée de balcons en bois, des établissements de bains sombres comme des caveaux, où l'on étouffait dans la vapeur concentrée ; et quels hôtels, mon Dieu ! les mêmes escaliers et le même ameublement qu'au temps où Montaigne écrivait : « Les logis n'y sont pas pompeux, mais « commodes, car ils font par le service de force galeries,

2

« qu'il n'y a nulle subjection d'une chambre à l'autre.
« Le vin et le pain sont mauvais... »

Aujourd'hui, vous vous asseyez sur de moëlleux
coussins, en compagnie de gens bien élevés et de
femmes élégantes. Vous passez agréablement dix heures
à causer ou à lire, si mieux vous ne préférez vous
endormir, le soir, à la gare de l'Est, et vous réveiller,
le matin, à la station d'Aillevillers. Vous fuyez les
ardeurs et les fatigues de la grande ville. Comme tout
ici est frais et tranquille! Comme ces eaux coulent
gaiement dans les prés, et que ce village est bien posé
sur le penchant du coteau, avec son église blanche et
sa flèche effilée!

Vous êtes à la porte de Plombières; montez en
calèche; engagez-vous dans ce vallon si étroit, que le
soleil y pénètre à peine; bientôt, au détour du bois,
vous serez en face d'un palais splendide. Ce palais est
le vôtre : vous êtes attendu, les serviteurs s'empressent.
Ici, vous remarquerez la belle ordonnance qui distingue
les hôtels construits récemment à Paris : vastes corri-
dors, appartements confortables; les salles à manger et
les salons, qui occupent tout le rez-de-chaussée, sont
princiers. Les thermes, placés entre les deux hôtels,
sont merveilleux de convenance et de goût; ils ne
brillent pas, comme d'autres, par une ornementation
surchargée, par des glaces et des dorures, mais par un
grand style et un certain air distingué.

Une foule brillante s'agite et se dirige vers le *Parc*,
délicieuse miniature du bois de Boulogne, avec pelouses,

pièces d'eau, bosquets, allées sinueuses et tracées de main de maître (*). De chaque côté, sur les flancs de la montagne, apparaissent des chalets et de jolis cottages.

Voici bien les vieux arbres de Tivoli ; mais cette route, bordée de trottoirs, où nous conduit-elle? Nous ne connaissions pas cette rue et toutes ces constructions, d'un style champêtre et si agréable. Quels sont ces deux monuments? L'un est un asile consacré à l'instruction des enfants, l'autre un asile consacré au soulagement des douleurs, — des douleurs civiles et militaires ; — c'est à la fois un *Hôtel-Dieu* et un *Val-de-Grâce*, où la pharmacie est avantageusement remplacée par les eaux chaudes de Plombières. Et maintenant, est-ce bien la triste promenade des Dames que nous retrouvons dans cette magnifique avenue?

Nous marchons de surprise en surprise ; à la place de l'église chétive, s'élève un monument gothique, aux nobles proportions, et surmonté d'un campanile aussi gracieux que fièrement élancé. Enfin, dans cette ville étranglée, on a fait une place, on a donné de l'air, et l'on comprend qu'au lieu du petit monde qui étouffait dans ses murs, un grand monde peut s'y développer à l'aise.

Voilà Plombières, tel qu'il apparaît aux regards du

(*) L'Empereur a planté de sa main les piquets qui servaient à jalonner le tracé.

baigneur, qui, depuis quelques années, n'a pas fréquenté ses eaux.

N'est-ce pas un changement de décoration à vue, et quel puissant machiniste a opéré cette transformation?

Comme dans un conte de fées, — *le prince est arrivé*, — et Plombières s'est réveillé de son sommeil séculaire.

Pour qui sait apprécier la manière heureuse dont on a su tirer parti d'une position difficile, il y a bien lieu d'admirer et de bénir le Souverain qui, pour se délasser de plus vastes entreprises, a conçu cette œuvre, et en a dirigé l'exécution avec la plus généreuse sollicitude.

Il ne fallait pas moins de toutes les qualités qui distinguent son esprit éminent pour triompher de nombreuses difficultés, de bien des petits obstacles et de grandes exigences.

Les projets de reconstruction au centre du vieux Plombières étaient inexécutables et mesquins. Il fallait hardiment se poser au dehors dans une situation large et propice: C'est ce grand parti, — qu'une seule tête pouvait prendre, — qui a sauvé Plombières et lui assure l'avenir.

Cependant, on ne doit pas se faire illusion, Plombières n'est point appelé aux destinées supérieures de Vichy, comme établissement médical, ou de Bade, comme centre de plaisirs et de vie élégante; mais il peut tenir un bon rang dans l'un et l'autre sens. Ses eaux guérissent bien des malades, et les attraits de plus d'un genre n'y manquent pas.

Les sites sont moins grandioses que ceux de la Suisse et des Pyrénées, mais ils sont gracieux ; les hôtels ne laissent plus rien à désirer, et les plaisirs naîtront d'eux-mêmes au sein d'une réunion de gens, préoccupés surtout du désir de se distraire.

La position privilégiée de Plombières lui assure la suprématie dans l'est de la France, où, d'ailleurs, les stations thermales sont rares ; quoique, à vrai dire, la vogue semble se porter de préférence là où elles sont plus multipliées, suivant le proverbe : « La foule attire la foule. »

En définitive, on a engagé là un capital de plusieurs millions ; il faut qu'il porte rente. Tout a été disposé pour attirer les étrangers et pour satisfaire les besoins d'une société accoutumée au luxe ; elle s'y réunira, n'en doutons pas.

De 1,500, le chiffre des baigneurs s'élèvera à 5,000, et il sera au-dessous de celui des stations célèbres qui n'ont pas plus de mérite. Le mouvement, imprimé si vigoureusement, ne doit pas s'arrêter. Le difficile était de donner l'élan. La Providence a voulu que la main de l'Empereur s'y appliquât.

Plombières ne doit pas se borner à décorer ses places, ses rues, ses hôtels, du nom de son bienfaiteur : il est une autre façon de lui témoigner sa gratitude, c'est de seconder ses vues, de faire des efforts et des sacrifices pour achever son entreprise.

Nous ne pouvons indiquer ici tout ce qui reste à faire pour mettre Plombières au niveau des établisse-

ments de premier ordre; il y a là des hommes d'intelligence et d'initiative qui sauront trouver les bons
moyens.

La partie médicale laisse peu de chose à désirer.
Les travaux de captage et d'aménagement des sources
sont dignes des Romains, dont on a retrouvé et com-
plété les solides substructions. Il y a là tout un système
de galeries souterraines et de réservoirs, qui doit assurer
le service le plus étendu.

Tous les engins de l'hydrologie moderne ont été
réunis; l'eau chaude est lancée sous toutes les formes
et dans toutes les directions, pour la plus grande satisfaction des amateurs.

Toutefois, il est un mode essentiel d'administration des eaux qui nous paraît sacrifié.

Ce qui spécialise les eaux de Plombières, ce n'est
pas tant leur composition chimique que leur température. On trouve beaucoup de sources plus salines, on
en trouve peu d'aussi chaudes. Conséquemment, l'emploi particulier et le plus utile, auquel on aurait dû
s'attacher, était l'*étuve*. Celle qui existe sous le pavé de
la rue est curieuse, mais c'est tout. C'est encore un de
ces lieux obscurs et incommodes qu'on appelait *enfer*,
pour frapper l'imagination des bonnes gens d'autrefois.
Nous aurions compris un vaste bâtiment spécialement
affecté aux bains de vapeur; — une sorte de *bain
maure* ou de *bain russe*, avec plusieurs salles de chaleur
graduée, des salles pour les frictions et le massage, des
piscines et des douches d'eau froide, suivant le système

hydrothérapique. Un établissement de ce genre, largement conçu, confortablement exécuté, eût été original et peut-être unique en France.

Maintenant encore, il nous semble qu'il serait possible d'approprier à cet usage le *bain Romain* actuel.

Enfin, si l'on tenait à compléter l'établissement, il faudrait aussi une *piscine de natation,* comme à Néris et à Aix. On creuserait quelque part un petit lac d'eau tiède, où la jeunesse prendrait ses ébats et se livrerait aux exercices du *saut de carpe* et de la *planche.* Certains hydrologues vantent beaucoup ce mode d'emploi des eaux minérales ; ils lui attribuent d'excellents effets, par la combinaison du bain et de la gymnastique. Il nous paraît difficile de prendre au sérieux cette *fantasia* aquatique. Nous aimerions mieux ne la considérer que comme un petit moyen d'intéresser la jeunesse à Plombières ; ce qui est bien assez important.

Cette précieuse jeunesse ! N'est-elle pas l'élément indispensable de la vie des eaux ? Il n'est pas de sacrifices qu'on ne doive faire pour l'attirer et la retenir. Qu'on demande à ces jolies femmes qui passent, d'un air si superbe et si mélancolique, ce qui manque le plus à Plombières ; nous doutons fort qu'elles se plaignent du trop petit nombre des douches. Mais des danseurs au salon, des jeunes gens spirituels et distingués dans les réunions et aux promenades, voilà ce qui, toujours, est en trop petit nombre.

C'est donc plutôt du côté des distractions et des fêtes qu'il reste à faire pour élever Plombières à la hauteur de ses nouvelles destinées.

Il ne suffit plus aujourd'hui des promenades solitaires à la *Fontaine du Renard,* ni même des parties bourgeoises à la *Feuillée ;* — *Dorothée* a vieilli, et *M. Picard* n'a plus son cheval pour conduire le cortége.

A la place de ces naïfs plaisirs d'autrefois, il faudrait cependant autre chose que les chaises rangées devant les nouveaux thermes, où les Dames viennent étaler, à l'envi, l'ampleur de leurs crinolines et l'éclat de leurs soieries.

Malheureusement, la nouvelle colonie ne se rattache pas assez au vieux Plombières ; elle semble faire scission. Le salon des hôtels et l'ancien salon des bains tendent à fixer, chacun, une société particulière. Ne pourrait-on placer entre les deux, comme un trait d'union, une salle de concert et de théâtre, un *kursaal* quelconque, où, des deux côtés, on se rendrait à certains jours pour les grandes fêtes ?

Si les ressources nécessaires pour l'édification de ce monument nouveau étaient irréalisables, qu'on nous permette d'exprimer le regret qu'il n'ait pas été ménagé sur d'autres constructions pour exécuter celle-ci. Ne pouvait-on économiser quelques centaines de mille francs sur la pierre de taille et les moulures : — deux sur les cinq de l'église et deux sur les quinze de l'hôtel? — Le grand style, en architecture, n'est pas à dédaigner ; mais celui qui paye la carte, n'aime pas qu'on en abuse. Les Parisiens, d'ailleurs, ont d'autre souci, en venant aux eaux, que d'admirer la pureté des lignes ; — la pureté des objets de consommation les touche davantage.

Pas de vaines récriminations! ce qui est trop bien fait est payé; ce qui n'est pas fait se fera. Dans l'avenir, une prospérité croissante permettra de réaliser beaucoup de choses; et, entre autres, ce théâtre, ce grand casino, qui attirerait à lui, non-seulement les baigneurs de Plombières, mais encore les buveurs des stations éloignées, les touristes et les habitants des villes voisines, auxquels les chemins de fer vont faciliter les accès.

La musique est un élément indispensable de toute réunion; elle anime et dispose aux sentiments expansifs. Un bon orchestre, qui ferait entendre ses harmonies le matin devant les thermes, dans l'après-midi au parc, et le soir aux salons, est une chose qui n'a pas besoin d'être recommandée; son utilité saute aux yeux, — en attendant qu'elle saute aux oreilles.

Nous insisterons sur un dernier point : le développement à donner aux véhicules de tout genre, — omnibus légers, américaines, etc.; — qu'ils soient nombreux et tarifés avec modération; surtout, qu'ils soient attelés de bons chevaux, — des chevaux réformés... seulement par réduction d'effectif.

Souvent, il fait très chaud à Plombières pendant le milieu du jour; il faut en sortir, chercher l'ombre et la fraîcheur sous les sapinières d'Hérival, ou dans la gorge de Sémouze. Les chemins de fer permettront bientôt de se rendre aisément, entre le déjeûner et le dîner, soit à Epinal, pour visiter son *église romane* et son *jardin Lormond;* soit à Luxeuil, soit à Bains, pour voir, ici, de belles forêts et une gracieuse nature, là,

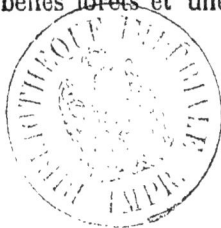

3

des thermes opulents et une curieuse ville gothique.
La distance qui sépare Plombières des gares d'Aille-
levillers et de Remiremont devra être parcourue rapi-
dement et par des services multipliés.

On ne se rendra pas à Remiremont seulement pour
y prendre le chemin de fer ; on y séjournera quelque
temps ; on montera au *Calvaire* par une charmante
promenade, et, de ce point culminant, on jouira d'un
spectacle enchanteur. A la vue de ces montagnes qui
s'étagent et se groupent si harmonieusement, de ces
vallées plantureuses et de cette ville si élégante et si
riche, il nous vient une pensée : pourquoi la Providence, au lieu de faire surgir les sources chaudes à la
base de la montagne qui sépare Plombières de Remiremont, ne les a-t-elle pas fait surgir du côté opposé,
dans la vallée de la Moselle et non dans celle de l'Eau-
gronne? Cela tenait à peu de chose. La grande chau-
dière souterraine, où se cuisent ces eaux, s'étend sous
Remiremont, puisqu'un de ses tuyaux de dégagement
apparaît au-delà, près de Dommartin, à *Chaude-
Fontaine.* Qu'on se figure un conduit par lequel se
déverserait l'eau thermale dans cette ville intéressante
à tant d'égards, au centre des vallées les plus importantes et des plus frais paysages. Quelles autres destinées
pour les Vosges ! C'est-à-dire que le véritable Bade
serait ici.

Contentons-nous de Plombières tel qu'il a été si
bien arrangé, et tel aussi que la nature l'a fait. Parmi
les beautés qu'offre celle-ci, il en est une, surtout,

qu'il ne faut pas négliger, c'est la *feuillée du Val-d'Ajol*, ravissant point de vue, et qui vaut bien, certes, la vue de la vallée de la Murg, si vantée dans les environs de Bade. On pourrait y établir des abris plus confortables, y organiser des fêtes champêtres, qui, à certains jours, réuniraient toutes les sociétés de baigneurs.

Ces parties de plaisir variées, ces allées et venues, ce mouvement de promeneurs, de voitures et de chevaux, sont les conditions mêmes de la vie des eaux, en même temps qu'elles sont un des principaux éléments de la cure.

CONTREXÉVILLE ET VITTEL.

Ce n'était pas un village abordable que Contrexéville, il y a dix ans.

Qu'on se représente une longue rue formée par
des maisons de ferme, dans ce beau désordre qui n'est
pas un effet de l'art du tout. La place des trottoirs était
occupée par des engrais *épâtés* à plaisir, et la chaussée
par un ruisseau fangeux.

Evidemment, pour attirer là des étrangers, on n'a
pas compté sur les charmes d'une nature pastorale et
poétique. Triomphe de la médecine! En cela, surtout,
se montre d'une manière plus évidente la vertu de cette
source précieuse, si spéciale dans ses effets, et que les
étrangers nous envient.

Point d'ornement accessoire, point de coquetterie ;
la vérité toute nue ; une vierge rustique et même un

peu crottée, mais riche de santé, riche à en revendre
à tous ceux qui viennent lui en demander. Elle épanche
libéralement ses eaux calcaires et magnésiennes ; venez
y puiser, et ne vous inquiétez pas trop des détails de la
toilette. Le lustre et l'apprêt ne sont mis souvent que
pour dissimuler le peu de solidité de l'étoffe, et derrière
ces boursouflures de crin et d'acier, prenez garde qu'il
n'y ait que des choses grêles et peu consistantes.

D'ailleurs, le grand Civiale a prononcé :

— Vous irez à Contrexéville, ou je ne réponds de
rien.

— Mais, illustre maître, vous m'avez déjà envoyé
dans cette bourgade lointaine. J'y ai rencontré des
villageois dont l'aspect ne m'a pas réjoui. Laissez-moi
aller à Trouville ou à Bade ; je vous promets de boire,
à mon retour, toutes les bouteilles que vous prescrirez.

L'habile écraseur de calculs reste inflexible :

— Vous passerez un mois à Contrexéville même,
ou il se formera des bancs de sable dans vos voies
diurétiques.

— Ah ! mon Dieu !

— Ce ne seront plus des graviers qui seront char-
riés dans les canaux *uréthriques,* mais de véritables
galets d'acide urique.

— Pitié, pitié !

— Ils obstrueront les passages aquatiques, et vous
serez en proie aux coliques… néphrétiques !

— Grâce, grâce !

Le pauvre malade, qui n'est pas imaginaire, se

résigne, et revient tous les ans draguer ses réservoirs ; il s'accoutume aux petits inconvénients de l'agriculture, porte des caoutchoux à ses pieds, et se trouve assez heureux d'avoir amélioré sa santé.

Cependant, on a un peu peigné et débarbouillé la rustique ; nous doutons fort qu'on en fasse jamais un berger *Watteau*.

Les habitants de Contrexéville sont d'honnêtes laboureurs, occupés à remuer une terre marneuse, très compacte ; ils ont autre chose à faire qu'à orner de pelouses fleuries les abords de leurs habitations. L'argent des buveurs d'eau ne leur arrive pas, d'ailleurs, assez directement pour qu'ils puissent bâtir des villas. C'est aux personnes intéressées plus particulièrement à l'exploitation des eaux, ou à l'administration supérieure, qui représente l'intérêt général, à pourvoir aux commodités et au luxe.

Hâtons-nous de dire qu'il y a eu beaucoup de fait de part et d'autre. Par les soins de celle-ci, la route de Neufchâteau à Darney a été conduite à Contrexéville, et, en traversant ce village, on a dû nettoyer, aligner, faire, enfin, un véritable quai bordé de trottoirs, près duquel s'élèvent déjà de belles maisons destinées aux étrangers.

Quant au propriétaire, il a fait très consciencieusement tout ce qu'il était possible pour donner une grande extension à son établissement.

L'hôtel de la source est fort convenable ; les jardins qui l'entourent forment une oasis de propreté et de

Verdure, au milieu des terres labourées et du mouvement agricole.

Les dames et les jeunes gens n'y sont pas en
nombre ; ils semblent être à l'abri des infirmités pour
lesquelles on vient à Contrexéville.

— « Plus d'amour ; partant, plus de joie. »

Les bals et les parties de plaisir s'y établiront
difficilement. La société est composée de Messieurs fort
distingués, d'hommes d'Etat, en congé de convales-
cence, dont le whist et la conversation doivent seuls
charmer les loisirs. Cette colonie de Parisiens exilés
dans un village de Lorraine est tout entière aux soins
de la cure : c'est la grande préoccupation. On se
vante de tous les verres d'eau qu'on a pu avaler, et des
bons effets qu'on en a obtenus ; on compte avec joie
les jours déjà écoulés ; on va voir Bulgnéville ou Dom-
brot, deux villages aussi gais que Contrexéville ; enfin,
on se rend à Vittel pour se consoler au spectacle
d'autres exilés qui ne s'amusent pas mieux.

VITTEL est une création récente ; c'est l'œuvre d'un
génie aventureux, d'un explorateur hardi, qui, mar-
chant à la découverte des sources inconnues, s'est
arrêté au pied de la côte de Norroy, devant un maré-
cage ferrugineux, et a dit : « Cette eau *doit* être
excellente ! »

Il l'a fait analyser par un chimiste, qui, effective-
ment, y a trouvé toutes sortes de bonnes choses... des
choses qui conviennent aux Demoiselles, d'autres choses
qui conviennent aux hommes sur le retour. — Les
jeunes hommes, eux, n'ont besoin de rien, que de faire
danser les demoiselles, quand leurs pâles couleurs auront fait place aux lys et aux roses, sous l'influence
régénératrice des eaux *ferro-manganésiennes-crénatées*
de Vittel.

Le fait est que ces eaux ont beaucoup d'analogie
avec celles de Contrexéville, et qu'elles seront bues
avec avantage par tous ces gens qui n'ont l'habitude
d'en boire d'aucune sorte : goutteux, graveleux et
calculeux.

L'affaire est lancée avec cette ardeur et cette confiance qui commandent le succès. Pour l'assurer, on
n'a rien ménagé.

D'une part, faire connaître, *urbi et orbi,* qu'il
existe à Vittel (Vosges) une source douce des propriétés
les plus rares et les plus recherchées ; de l'autre, constituer un établissement répondant à la vogue qui ne
peut pas manquer de se déclarer.

Or, tout cela se fait largement et vivement.

A un kilomètre du village, — circonstance heureuse, — au milieu d'une prairie plantée de bosquets
de la plus belle espérance, on a élevé un temple en
sapin à la Nymphe diurétique de Vittel. Il se compose
de deux pavillons reliés par une galerie qui sert de
promenoir et de salon de conversation. A côté, la

maison du propriétaire, et plus loin, une grande hôtellerie.

On ne saurait disconvenir que l'aspect général est plus avantageux que celui de Contrexéville ; il y a de l'ampleur et un paysage agréable.

Mais les eaux sont-elles aussi salutaires ? Nous nous garderons bien de décider entre ces deux rivales. Nous aimons mieux croire qu'elles ont chacune leur raison d'être, et qu'elles prospéreront l'une à côté de l'autre, en se mesurant d'un œil jaloux.

Contrexéville n'a qu'une corde à son arc, mais elle est solide ; c'est son eau antigraveleuse qu'on boit à la source et qu'on expédie en bouteilles. Vittel a plusieurs cordes : il a plusieurs sources d'abord, puis il a des bains et des douches ; il a une officine pharmaceutique où les dépôts ocreux sont roulés comme des dragées de baptême, introduits en poudre dans de petits tubes, amalgamés avec du chocolat superfin, et toutes ces préparations, bien étiquetées, enveloppées de prospectus, vont par le monde porter le nom glorieux de Vittel.

Déjà les amiraux s'y donnent rendez-vous, les maréchaux et les cardinaux suivront, tous les grands corps de l'Etat y passeront ; car, y a-t-il un sénateur qui puisse se flatter de n'avoir pas, un jour ou l'autre, besoin de l'eau ferro-manganésienne-crénatée ? Les honneurs et les chaises curules ont le privilége de la goutte et de la gravelle. A preuve, ce fameux grain de sable arrêté dans le canal de Cromwel. Ah ! s'il avait bu quelques verrées de la source de Girémois, que de maux l'Angleterre eût évités !

On vient, dit-on, de découvrir à Martigny-lès-Lamarche une naïade en sabots, à laquelle on aurait reconnu des talents hors ligne. Les entrepreneurs de succès qui s'en sont emparés s'occupent à faire son éducation, à l'habiller à la mode, et bientôt on la produira sur la scène. Souhaitons-lui la bien-venue, et qu'elle fasse son chemin !

Si elle a réellement des qualités spéciales, propres à faire un premier sujet, on ne saurait trop encourager ses débuts ; mais si c'est encore une doublure de Contrexéville, nous avouerons ne pas voir de nécessité à multiplier ainsi les mêmes emplois. Ce n'est pas une raison parce qu'une source est un peu ferrugineuse et qu'elle contient quelques sels de chaux ou de magnésie, pour qu'on veuille la faire boire à tout le monde. Des tentatives de ce genre ont déjà échoué à Bulgnéville et à Vrécourt. Il serait peut-être prudent de s'en tenir là. Contrexéville a des droits acquis ; laissez-le jouir en paix de sa renommée ; ses eaux sont assez abondantes pour étancher la soif des graveleux de France et de Navarre. En éparpillant cette clientèle, on l'amoindrit ; on enlève le prestige de la source primitive, sans profit pour ses rivales.

Ah ! si Martigny était au milieu des Vosges, s'il était, comme son homonyme de Suisse, au pied du Saint-Bernard, à côté de la chute célèbre du Pisse-Vache !... La moindre source y ferait fortune.

Répétons-le, ces observations n'ont de portée qu'autant que la source de Martigny ne possède aucune spécialité. Si, au contraire, elle contient quelque minéral nouveau ; si c'est un remède héroïque contre quelqu'une des maladies qui affligent l'humanité, acceptons-la avec reconnaissance et rangeons-la de suite dans ce groupe d'établissements intéressants au point de vue thérapeutique, mais pas assez, peut-être, au point de vue pittoresque et récréatif.

Ne pourrait-on les rattacher à Plombières et aux Vosges, faire participer les goutteux de Contrexéville, qui ont besoin de gaîté, et les chlorotiques de Vittel, qui ont besoin de la danse, aux divertissements et aux courses joyeuses dans les montagnes ?

Rien ne s'y oppose, dira-t-on ; cela se fait sans doute autant que possible, et suivant le désir des intéressés.

Non, le courant n'est pas établi de ce côté ; personne ne pousse à de pareilles pérégrinations : médecins et hôteliers font tout pour garder près d'eux leurs clients. Les voies de communication ne sont pas ouvertes ; il n'y a pas d'omnibus spécial faisant le service entre les établissements de la plaine et ceux de la montagne. Sur 1,200 buveurs, il n'en est pas 12 qui jugent à propos de se rendre dans les Vosges après leur saison.

Or, nous avons de bonnes raisons pour croire que, à part l'agrément, — qui est bien quelque chose, — il y aurait, sous le rapport médical, de grands avantages à combiner le traitement suivi à Contrexéville et à Vittel avec les bains de Plombières et la gymnastique entraînante des bals et des excursions champêtres.

La cure serait complète ; tandis qu'en se bornant à la boisson, on n'agit que sur un des éléments multiples dont se compose le traitement de toute maladie chronique ; outre qu'à passer un mois à l'état d'alambic, l'estomac se fatigue, les jambes et l'imagination s'engourdissent.

Il ne faut abuser de rien ; une agréable diversité est toujours salutaire.

Le respectable docteur Mamelet, qui a si longtemps administré les eaux de Contrexéville, pensait ainsi ; il envoyait souvent des buveurs prendre des bains et des douches à Plombières, se préoccupant, avant tout, de l'intérêt de ses malades ; et, confiant dans le mérite spécial de sa source, il ne craignait pas une concurrence impossible.

Nous entendons, d'ailleurs, que Contrexéville gagne à ces rapports, et qu'on mette de la réciprocité dans les bons procédés. Les voies de communication une fois ouvertes, un certain nombre de baigneurs de Plombières devront venir à Contrexéville et à Vittel, pour y boire, pendant quelque temps, les eaux magnésiennes et ferrugineuses, qui achèveraient, dans bien des maladies, la cure commencée sous l'influence des bains et des étuves.

Ce va et vient de buveurs et de baigneurs existe dans les Pyrénées, et en fait le principal agrément. Les eaux de ce pays ont cependant assez d'analogie entre elles pour faire craindre la concurrence et exciter des sentiments de défiance et de rivalité, qui eussent dû s'opposer à ce libre échange. Les établissements des Vosges ont, au contraire, des spécialités qui assurent à chacun une clientèle propre, indépendamment de cette clientèle volante, qui trouverait son profit à se porter de l'un à l'autre.

On ne saurait nier, en tous cas, qu'à la suite de chaque espèce de cure, les distractions, le bon air, l'exercice dussent constituer un complément très salutaire. Tout le monde admet que dans les maladies chroniques, pour lesquelles on fréquente les eaux, les voyages, les impressions agréables et variées entrent pour une bonne part dans les bénéfices du traitement.

Il faut donc mettre en relation Contrexéville et Vittel avec Plombières et Gérardmer, réunir en un même faisceau toutes les stations des Vosges. Rien n'est plus facile désormais; en deux heures, on va de Contrexéville et de Vittel à Darney; de là, par un chemin qui pourrait être converti en route à travers une superbe forêt, on est, en deux heures, à la gare de Bains; une heure encore, on est à Plombières, à Epinal ou à Remiremont, au choix : en tout, cinq heures entre ces stations principales. Ajoutez trois heures pour se rendre de Remiremont à Bussang ou à Gérardmer, et vous aurez parcouru, en peu de temps, tout le cercle si complet des établissements vosgiens.

Dans un an, quand les chemins de fer de Remiremont et de Bains seront terminés, il est à espérer que des services spéciaux s'établiront pour favoriser ces communications.

§ 4.

BAINS.

Les établissements dont nous venons de nous entretenir ont plus ou moins de vogue et de splendeur, mais on peut dire qu'ils sont tous en voie de progrès ; on y sent s'agiter l'esprit moderne.

Ceux dont il nous reste à parler sont dans un état fâcheux de délaissement et d'incurie.

Bains, ce satellite de Plombières, aussi anciennement célèbre, aussi *romain* que lui, est entré dans sa phase décroissante ; il touche à son dernier quartier.

Et Bussang, avec son excellente source, — supérieure à toutes celles du même genre qui ont été prônées dans ces derniers temps, — se borne toujours à expédier de mauvaises bouteilles, à faire concurrence sur les tables d'hôte aux syphons d'eau gazeuse, lui qui eût dû marcher de pair avec Spa, Hombourg et Pougues.

C'est peut-être triste à dire, mais cela est ainsi, et il faut s'y conformer. Par ces temps de concurrence ardente, le mérite seul ne fait pas le succès; le savoir-faire est indispensable. Il ne suffit pas d'avoir du gaz dans sa bouteille; il faut qu'il pétille, il faut faire *mousser* son eau.

Quand la réclame va partout au-devant du client et l'entraîne par mille séductions, les discrets et les timides sont négligés. Tant vaut l'homme, tant vaut la chose; si ces pauvres établissements avaient, pour les faire valoir, des hommes doués de l'entrain que nous avons vu développer ailleurs, ils seraient bientôt ressuscités.

Qu'on s'imagine ces eaux minérales découvertes tout à coup depuis un an; quel éclat, quel retentissement se feraient autour d'elles! Que d'analyses chimiques, que de prospectus et d'engouement!

Les réputations vieillissent, si elles ne sont entretenues et réchauffées; les nouveaux venus captivent l'attention, et peu à peu l'on oublie ceux qui s'endorment dans les quiétudes d'une position faite.

Il fut un temps où Bains jouissait d'une vogue menaçante pour Plombières : c'était avant 1850. On y comptait, dit-on, jusqu'à 6 généraux à la fois. L'élite de l'aristocratie lorraine se réunissait dans quelques maisons bien tenues et y menait joyeuse vie.

Que les temps sont changés! On y voit aujourd'hui plus de bonnets que de chapeaux, et ses piscines ne réunissent plus guère que l'élite du tiers-état.

A chacun sa part : celle-ci, pour être moins brillante, n'en est pas moins digne et utile. Les braves
gens qui ne sont pas millionnaires sont tout de même
exposés à des souffrances de plus d'une sorte ; il faut
bien qu'ils trouvent quelque part un établissement modeste où ils puissent être soulagés sans luxe... et sans
étrille.

Tel est le rôle de Bains. Peut-être en est-il d'autre
encore qu'il pourrait être appelé à remplir. Ses eaux
ont des qualités spéciales en rapport avec la vie tranquille qu'on y mène, avec un climat moins excessif,
une vallée plus ouverte et plus ombragée qu'à Plombières, circonstances favorables dans certaines maladies
pour lesquelles toute excitation est nuisible, et qui
réclament des ménagements, un régime modéré, à la
fois calmant et fortifiant.

Ce sont là les conditions de Schlangenbade par
rapport à Wiesbade, ou mieux encore, de Wildbade par
rapport à Baden-Bade. Ces deux dernières stations sont
distantes de cinq lieues, et Wildbade jouit d'une grande
réputation en Allemagne, malgré le voisinage si absor-
bant de Bade. Cependant, les eaux de Wildbade sont
de même nature que celles de Bains. Elles sortent de
terre à la température précisément appropriée aux
bains ; aussi, ne s'y baigne-t-on qu'en piscine, assis sur
la roche même d'où s'échappent les sources. Wildbade
a 5 ou 4,000 baigneurs ; il a de grands hôtels, et le
gouvernement de Wurtemberg vient d'y dépenser deux
millions pour élever un bâtiment, — assez disgracieux,
du reste.

On ferait à bien moins quelque chose de fort convenable à Bains. L'établissement actuel nécessiterait peu de modifications.

Le *Bain des Romains* est un petit monument parfait dans son genre; il porte bien son nom, et rappelle les thermes que ces maîtres de l'art *bolnéaire* élevaient partout avec tant de magnificence.

L'autre bain serait à refaire, en partie du moins. Il pourrait être prolongé sur la *promenade des Platanes;* on conserverait la grande salle des piscines, et la partie neuve serait affectée, dans son étage supérieur, à des salons de conversation ou casino, et, dans son étage inférieur, à des baignoires spacieuses, ou piscines de famille, alimentées par une eau courante.

Dans les hôtels qu'on devrait construire, on réserverait également le sous-sol pour des bains du même genre.

Partout, en sondant la roche sur laquelle reposent les maisons, on fait jaillir de l'eau thermale à une température convenable ; pourquoi ne pas profiter de ces conditions spéciales, et obtenir des bains naturels par excellence, c'est-à-dire dans lesquels l'eau, à sa sortie de terre, serait mise en rapport immédiat avec le corps, sans mélange, sans refroidissement, sans tous ces mouvements artificiels de pompe et ces tuyaux de conduite, — circonstances qui peuvent bien faire perdre au liquide minéral quelqu'une de ses qualités natives.

Ensuite, cette manière commode de se baigner dans son hôtel même ajouterait à la tranquillité et au sérieux qui font le caractère particulier de Bains.

On ne saurait trop s'attacher à donner ainsi à chaque établissement un cachet spécial. La destination semblable de Bains et de Plombières devait être préjudiciable au premier; une affectation distincte, en lui rendant sa vie propre, doit lui imprimer un nouvel essor. La prospérité croissante de Plombières, loin d'y mettre obstacle, ne peut que la favoriser. L'un répond à des besoins et à des goûts que l'autre ne peut satisfaire. Plus il y aura de bruit et d'éclat d'un côté, et plus il sera nécessaire de trouver un refuge paisible pour les gens trop modestes ou trop souffrants.

Mais il est nécessaire qu'à côté de cette appropriation nouvelle et des perfectionnements apportés dans les thermes, d'autres améliorations très importantes soient introduites à Bains.

Quelles que soient la réserve et la simplicité des goûts, partout où se rendent des étrangers, il leur faut un centre de rapprochement; si modeste, si peu animé qu'il soit, il faut un lieu de réunion, où les femmes puissent faire de la musique et causer, les hommes, lire des journaux et fumer. Par-dessus tout, il faut un ou deux grands hôtels qui assurent aux baigneurs un pied à terre convenable.

Car, il ne suffit pas, pour constituer un établissement thermal, d'avoir des bains, un casino et de jolies promenades; la première chose est d'être logé, — primo vivere, — et, jusqu'à présent, l'on s'est contenté à Bains d'admettre les étrangers dans des maisons bourgeoises, bien honnêtes sans doute, mais un peu restreintes et trop patriarcales.

Les hôtels de Bains seraient construits d'une façon simple et pas dispendieuse, de manière à être modérés dans leurs tarifs, ce qui établirait une nouvelle particularité, à laquelle le public pourrait bien ne pas être insensible.

Enfin, comme opération préliminaire, il y aurait à déblayer le terrain, extirper un groupe de pauvres maisons, qui occupent la plus belle place et obstruent les abords des bains. Pour cela, il n'est qu'un moyen : de même qu'à Contrexéville, il faudrait faire passer la route dans le sens de la vallée, entre les deux établissements thermaux. Les avenues seraient charmantes, au milieu de la prairie et le long du ruisseau. Cette partie de la ville serait affectée aux hôtels et aux thermes ; de chaque côté, sur les flancs des coteaux, l'ancienne ville, commerçante et agricole. Il y a bien des routes qui arrivent à Bains ; mais elles s'y présentent par le sommet des berges, et coupent la vallée en travers ; celles-là, il faut les abandonner aux chèvres du pays. Les routes modernes, la route des eaux dont nous avons parlé, de Contrexéville à la gare de Bains, devra éviter le trajet actuel ; on ne le peut qu'en pratiquant la percée que nous venons d'indiquer.

Selon nous, c'est pour Bains le nœud de la question. Par cette rectification, un bel avenir lui est réservé ; sans elle, point de salut. Par là, seulement, doit commencer la transformation que nous avons souhaitée pour cette station thermale.

Où placer, en effet, les hôtels, et comment entre-

prendre une modification convenable des bains, s'ils
doivent être cachés derrière des masures ; si, en un
mot, la *rue des thermes* n'est pas ouverte ?

Bains est trop faible pour se relever seul. Que l'administration supérieure lui tende une main secourable, et
la ville, les propriétaires, les spéculateurs viendront
aider au mouvement. Le moment est opportun. Bientôt
Bains aura sa gare sur le chemin de fer ; Plombières lui
renverra quelques rayons de sa gloire ; et, nous l'avons
dit, ils peuvent s'élever tous deux, en se complétant
l'un l'autre.

§ 5.

BUSSANG.

L'admirable situation que celle de Bussang, pour un établissement d'eaux et un rendez-vous de touristes !

Environnée par de hautes montagnes, le *Drumont*, le *Ballon d'Alsace* et le *Ballon de Comté*, — réunissant près d'elles les sites les plus divers : sauvages dans la *colline des Charbonniers*, gracieux au *Thillot*, imposants dans la vallée de *Wildenstein*, larges et animés dans celle de *Saint-Amarin*, — cette station offrirait tous les genres d'agrément et d'intérêt. Au milieu de la chaîne des Vosges, à la source même de la Moselle, elle serait en communication facile : d'un côté, avec l'Alsace, par le chemin de fer de Wesserling ; de l'autre, avec la Lorraine, par le chemin de fer de Remiremont, en attendant que ces deux têtes de lignes vinssent se rapprocher et se rencontrer sous le Ballon.

C'est-à-dire qu'il n'y aurait là aucune source miné-
rale, qu'on devrait encore établir quelque chose pour
permettre aux étrangers d'y séjourner, d'y faire *une
cure d'air et d'exercice matinal dans la montagne.*
La véritable cure, celle-là! la panacée pour tous les
maux qui affligent les gens du monde.

Vous avez un estomac qui digère mal..., montez
le matin sur le chaume des *Neuf-Bois.* Vous avez une
sensibilité désordonnée, vous êtes hypocondriaque,
hystérique..., allez dans l'après-midi vous promener à
Saint-Maurice ou dans la gorge de la *Hutte.* Vous avez
le sang appauvri, les chairs flasques, le teint blafard...,
gravissez, le soir, la côte pelée des *Russiers.* Après
quelque temps de ce régime, surtout s'il vous est donné
de le suivre en aimable compagnie, vous pourrez manger, sans crainte, une friture de ces excellentes petites
truites de la Moselle, ou les fraises parfumées de la
montagne; les spasmes et les pâles couleurs auront fait
place à la vigueur des muscles et à une belle carnation.

Peut-être reconnaîtra-t-on alors que des promenades attrayantes valent bien les *pilules d'iodure de
fer,* qu'un bon maître d'hôtel et un chef d'orchestre
remplacent souvent avec avantage MM. les médecins et
pharmaciens, gens qui s'entendent pour faire avaler au
pauvre monde toutes sortes de vilaines drogues, sous
les prétextes les plus scientifiques et les plus absurdes.

De quoi s'agit-il, en effet, dans la plupart des
maladies chroniques? Les nécessités de la vie sociale
vous contraignent à végéter dans les plus mauvaises

conditions : enfermés dans les murs d'une ville, soumis à une réclusion, d'autant plus dangereuse qu'elle est plus douce, privés d'air et de mouvement, les fonctions animales languissent, la souffrance arrive. Vous avez beau appeler le médecin ; tant qu'il vous traitera sur ce *mauvais terrain,* il ne pourra que calmer, pallier, jamais guérir. *Transplantez-vous ;* si la détérioration n'est pas trop avancée, si la vie n'est que languissante, vous *repiquerez.*

Nous le disons avec conviction, le fond du traitement par les eaux minérales est là tout entier : sortir d'un état anormal, pour rentrer dans un milieu naturel; le reste est accessoire.

Cependant, comme les idées les plus simples, — qui sont souvent les plus vraies, — sont les dernières dont on se soucie, longtemps encore, les médecins recommanderont les remèdes, et il faudra, pour accréditer un établissement, des sources plus ou moins fétides et désagréables.

Sous ce rapport même, Bussang donne pleine satisfaction aux exigences de la médecine pharmaceutique; il a une eau très convenablement chargée de sel, une eau dont la chimie a droit d'être fière, et qui renferme; plus que toute autre, de l'*arsenic,* du *cuivre,* du *fer,* du *chlore,* de la *soude,* du *gaz carbonique ;* que sais-je encore?... Cette eau, expédiée au loin, est reconnue très efficace. Que serait-ce, si l'on venait la boire à sa source même !

Or, au lieu d'un établissement pour les buveurs,

sait-on bien ce qu'on a établi à Bussang?... une fabrique d'étrilles! de véritables étrilles, à l'usage des palefreniers. Les autres, celles dont se servent les hôteliers, sont d'importation britannique; elles sont encore peu répandues dans les Vosges, surtout ces étrilles perfectionnées, auxquelles on a ajouté deux petites dents qui écorchent si honnêtement l'épiderme du voyageur : bougie, 2 fr.; — service, 2 fr. Jusqu'alors, chez le montagnard vosgien, la bougie se donne et ne se vend... pas cher.

Plût à Dieu qu'elle se vendît aussi cher qu'en Suisse, et qu'on trouvât, près de la source de Bussang, un vaste hôtel à l'instar des *Trois-Rois,* de Bâle, réunissant 150 à 200 personnes, point trop malades et disposées au plaisir !

Si les propriétaires ne se sentent pas disposés à s'engager dans cette voie, qu'ils vendent, qu'ils forment une société. Nous ne faisons pas de doute qu'il se rencontrera, soit en Alsace, soit dans les Vosges, quelqu'un de ces manufacturiers riches et entreprenants, qui voudra bien monter et pousser l'affaire. Le succès en serait assuré, comme il l'a été à *Griesbach* et à *Ripoldsau,* dans la Forêt-Noire ; à *Soultzmatt* et à *Soultzbach,* dans le Haut-Rhin, — toutes eaux minérales du même genre, moins appréciées que celles-ci, et surtout moins favorablement situées.

Outre l'intérêt privé, il y a un intérêt public pour ce beau pays et pour la réputation des Vosges.

D'ailleurs, une telle entreprise ne serait pas nou‑

velle à Bussang. Au siècle dernier, la vogue commen-
çait à s'y porter ; de grands personnages, l'abbé de
Beaufremont et le lieutenant-général Wurmser, y avaient
laissé des témoignages de leur reconnaissance. En 1609,
Berthemin, médecin de Henri II, duc de Lorraine, dans
un discours sur les eaux chaudes de Bains et de Plombières, parla, le premier, des eaux minérales de Bussang ; il dit que « nos voisins d'Allemagne en faisaient
« un grand usage, et allaient les boire pour se rafraî-
« chir, à la suite de l'usage des eaux de Plombières. »

En 1794, l'incendie détruisit l'hôtel ; la révolution,
les guerres ont empêché sa reconstruction. Aujourd'hui,
la création d'une maison de santé et de plaisirs dans la
vallée de Bussang répondrait à un besoin réel, serait
une source de prospérité pour le pays, et réussirait
comme spéculation.

Les baigneurs de toutes les stations thermales voisines viendraient passer ici huit ou dix jours. Ce serait
un complément de cure très salutaire ; après avoir agi
sur la peau par les bains, les douches et les étuves, il
est nécessaire de recourir à d'autres moyens pour activer
les sécrétions et ranimer les forces digestives. Les bois-
sons excitantes et toniques sont indispensables ; on l'a
tellement senti que, à Plombières et à Luxeuil, on a eu
recours à de pauvres eaux ferrugineuses, sans gaz et
sans vertu. Pourquoi n'irait-on pas à la source véritable,
à Bussang, si l'on y était reçu convenablement ?

Et puis, les changements d'air, de lieux, d'habitudes, rentrent dans les indications dont nous avons fait

6

ressortir les précieux avantages. Ajoutons que les chemins de fer rendraient une pareille combinaison plus réalisable qu'au temps où Berthemin la recommandait.

Les sources de Bussang laissent à désirer sous le rapport de leur aménagement. Des travaux de captage, bien entendus, pourraient donner une eau plus gazeuse et plus abondante dans la *fontaine du bas*. Pourquoi ne pas la livrer tout entière à la consommation, en abaissant encore leurs tarifs, déjà très modérés, sauf à les relever quand la demande excédera l'offre? C'est un système opposé à celui qui a été suivi à l'égard des eaux de Contrexéville; mais celles de Bussang ne sont pas aristocratiques; elles ne peuvent que gagner à être répandues et popularisées.

La *fontaine d'en haut* a des qualités spéciales qu'il faut mettre en relief; enfin, dans bien des cas et surtout pour être bues abondamment à la source, l'eau de ces deux fontaines est trop forte. Il vaudrait mieux faire usage d'autres sources plus faibles, mélangées sans doute d'eau ordinaire, conséquemment moins avantageuses pour être expédiées.

En un mot, l'établissement serait à refaire sous bien des rapports; il pourrait comporter une grande extension, et réellement il serait digne d'exciter l'émulation des spéculateurs, aussi bien que des hommes généreux et dévoués à leur pays.

§ 6.

L'Hydrothérapie à Gérardmer et la cure de petit lait sur les chaumes.

Gérardmer est l'*Interlacken* des Vosges. De part et d'autre, il y a des lacs, des cascades et d'âpres sommets. Pourquoi n'y aurait-il pas ici, pour compléter l'analogie, et toute proportion gardée avec la Suisse, quelque développement d'hôtellerie et une certaine affluence d'étrangers?

Il faut l'avouer, les Hautes-Vosges diffèrent de l'Oberland bernois, moins encore par la splendeur des paysages que par le nombre des visiteurs.

Quand on songe à la rapidité avec laquelle un hameau de pêcheurs a été changé en véritable boulevard des Italiens, n'est-il pas permis d'espérer que Gérardmer ressemblera aussi à quelque petit boulevard?

C'est déjà un fort beau village de montagne, bien

ouvert, bien propre surtout ; il n'y manque plus que le beau monde, installé là comme chez lui, prenant ses ébats et répandant tout autour le luxe, l'élégance et le plaisir.

Dans l'état actuel, on voit, chaque année, quelques baigneurs de Plombières ou de Bains, quelques rares étrangers, des collégiens en vacances, arriver le matin, déjeûner à la hâte, partir pour le Schlucht et la glacière, rentrer le soir à l'hôtel et s'en retourner le lendemain.

Peut-on goûter ainsi les charmes de cette superbe contrée ; peut-on même se flatter de la connaître ? Sa réputation gagnerait certainement à ce qu'on y séjournât plus longtemps.

Nous entendrions qu'on vînt habiter Gérardmer, pendant un mois, pour sa santé ou pour son agrément, qu'on y vînt en famille ou en compagnie, et que là, à son aise, et aux jours favorables, on prît, comme but de promenade, chacun des points si remarquables des environs.

Nous voudrions que Gérardmer fût une station et non un lieu de passage, qu'il y eût des pensions au lieu d'auberges à la nuit ; en un mot, qu'il fût une résidence d'été, un centre de réunion pour les touristes qui explorent les Vosges, pour les habitants des villes qui veulent passer la belle saison à la campagne, pour les convalescents qui ont besoin d'un air salubre et d'un régime hygiénique.

Gérardmer répondrait parfaitement à ces destinations diverses.

Quel plus charmant séjour, et où trouver un contraste plus grand avec le séjour des villes et des plaines cultivées?

Les uns, — et ce sont les privilégiés de ce monde, — sont retirés au fond d'appartements somptueux et bien fermés; ils entrevoient le soleil à travers des rideaux de soie. C'est entre deux murailles élevées, dans une rue tumultueuse, qu'ils vont prendre l'air, — un air tout imprégné d'émanations funestes.

D'autres habitent une campagne fertile et monotone, au milieu des sédiments calcaires, où la main de l'homme a tout arrangé.

Ils veulent, pour un temps, changer de milieu et trouver d'autres conditions d'existence; ils veulent voir, enfin, le vrai soleil du bon Dieu, et respirer l'air du matin sur la lisière des grands bois.

Où pourraient-ils mieux rencontrer qu'un sol de granit, élevé à **700** mètres au-dessus du niveau de la mer, où il y a peu de culture, des habitations rares, disséminées, et une végétation forestière qui répand seule dans l'air ses senteurs balsamiques.

Ceux qui recherchent les sites pittoresques et désirent se faire une idée de la partie montagneuse des Vosges, ne peuvent non plus choisir un centre d'excursions plus propice.

De tous côtés, en rayonnant à quelques lieues, ils trouvent les sites les plus intéressants :

La *vallée de Granges*, profondément encaissée, offrira l'ombre et le frais sous ses vieux sapins, derrière

les anfractuosités de ses roches, où la glace se forme
et se conserve pendant tout l'été.

Par le *lac de Gérardmer* et la vallée agreste du
Béliard, on se rend au *Tholy,* gracieux village, accro-
ché à un promontoire qui domine la vallée de *Cleurie.*
On est près de la *cascade de Tendon,* la chute d'eau la
plus haute des Vosges... quand il y a de l'eau. En reve-
nant par *Saint-Amé,* on visite le joli *saut de la Cuve* et
le *saut* plus sérieux *du Bouchot.* Après avoir remonté
la *vallée de Rochesson,* on arrive le soir à Gérardmer ;
la vue est saisissante. Les chalets, épars sur la *côte des
Xettes,* brillent comme une joyeuse illumination, et
leurs feux, reflétés dans le lac, accusent le *Fény,* dont
les masses noires se perdent dans la profondeur de la
nuit et des eaux.

Les *lacs de Longemer* et de *Retournemer* sont le
plus habituellement visités, parce qu'ils sont sur la
route du Schlucht ; ils méritent bien qu'on s'y arrête
quelque temps. Les montagnes circonscrivent là de vastes
entonnoirs, dont l'eau remplit le fond. La végétation si
hardie des résineux tapisse les pentes ; elle s'avance au
bord des abîmes, sur les talus déchirés, incline ses
branches à la surface unie des lacs, et s'élance aux
sommets les plus ardus. Depuis la *Chaire-du-Diable,*
rocher qui surplombe affreusement, c'est plaisir de voir
toutes ces petites têtes de sapin qui se dressent à qui
mieux mieux. Le paysage est d'ailleurs sévère et doux
à la fois, humble par les petits détails de terrain qui
avoisinent le lac, et grand par la solitude et l'étendue
des forêts.

Un hôtel serait bien situé sur la barre granitique qui sépare les deux lacs, au-dessus de l'écluse naturelle par laquelle les eaux de la Vologne, en sortant de Retournemer, se précipitent en cascade.

Pourquoi n'y aurait-il pas sur Longemer quelques barques à la disposition des visiteurs, et, — puisque nous sommes en frais d'imagination, — le soir, quelquefois, des artistes comme Vivier, livrant aux échos des fanfares retentissantes?

Ceux qui aiment une nature primitive iront au Valtin, où la Meurthe naissante arrose quelques prairies serrées entre deux montagnes abruptes, — petit coin perdu et dont le silence n'est troublé que par le bruit de la cascade du *Rudlin*.

Dans la *vallée de la Bresse*, au contraire, l'industrie se mêle partout à la nature. C'est heureux pour celle-là ; ça l'est moins pour celle-ci. Depuis la *colline de Vologne* jusqu'à *Vagney*, ce ne sont que fabriques, casernes d'ouvriers et cheminées à vapeur. La filature s'est emparée du pays ; elle y règne en souveraine ; elle s'est même élevé, à *Saulxures*, son palais de Versailles. Espérons qu'elle s'arrêtera dans ses envahissements. Déjà, il était question d'enfermer le saut du Bouchot dans une turbine, et de faire un canal de dérivation au saut des Cuves. Ne pourrait-on considérer certaines beautés naturelles comme des monuments publics, qu'une loi devrait défendre contre les dégradations?

Pour fuir plus sûrement le contact de la civilisation, il faut s'élever vers les régions supérieures et monter en *ballon* ; — c'est le nom qu'on donne aux sommets des Vosges ; — ils sont renflés, arrondis en croupe et recouverts de pelouses, où s'épanouissent la gentiane et mille autres fleurs rares et recherchées par les botanistes.

Ces pâturages élevés, que l'on appelle *chaumes,* sont fréquentés par des troupeaux qui viennent d'Alsace ou des Vosges, et s'installent pour trois mois d'été. Ils paissent en liberté sur ces hauteurs et obéissent à la voix du *marcaire,* qui recueille le lait et en fabrique ce fromage de *Gérôme* ou de *Munster,* célèbre par ses parfums vigoureux.

C'est là que nous aimerions à voir s'installer aussi quelque établissement pour la cure du petit lait, comme au sommet du Righi ou sur les chaumes de l'Appenzel.

Ce serait un motif médical très plausible pour fixer, sur le point le plus curieux de notre pays, une colonie d'étrangers.

Qui pourrait douter des effets salutaires, spéciaux et tout puissants, qui résulteraient d'un séjour prolongé à 12 ou 1,500 mètres d'élévation, dans l'atmosphère la plus pure qu'il soit possible de trouver?

Les constitutions altérées par une vie sédentaire et un régime trop succulent, seraient heureusement modifiées par une nourriture frugale, une diète lactée, des habitudes nouvelles et l'exercice de la marche, excité par les jouissances sans cesse renaissantes, au milieu d'une grande et merveilleuse nature.

On peut suivre l'arête gazonnée ou ligne de faîte

des Vosges, sur un parcours de 25 kilomètres, depuis les *hautes chaumes de Pairis* jusqu'au ballon de *Soultz*.

Cette promenade est sans rivale ; elle présente un caractère de grandeur qui, seul, suffit à donner aux Vosges un caractère particulier. D'autres pays monta-gneux ont des cîmes plus élevées, des lacs plus éten-dus, des chutes d'eaux et des massifs de roches plus puissants ; aucun n'offrira ces aspects grandioses et variés, cet ensemble imposant, dont nous voulons esquisser les lignes principales.

Plaçons-nous au centre de la chaine, sur la tête chauve du Honeck, ce patriarche des monts vosgiens. Le panorama se déploie dans l'immensité : — à l'ouest, les contreforts et les chainons relevés, hérissés de toute part, se prolongent vers la Lorraine ; ils ondulent dans l'espace comme les flots d'une mer agitée ; — à l'est, les traits du paysage sont mieux accentués, les pentes s'affaissent brusquement. Aux premiers plans, sont les escarpements rocheux et les gorges, au fond desquelles apparaissent des prairies, des ruisseaux, des villages ; au-delà, sur un second plan, la plaine brumeuse de l'Alsace, sillonnée par le Rhin ; et puis, à l'horizon, une longue bande festonnée, la chaine de la Forêt-Noire, — sœur jumelle des Vosges, réunie autrefois, et séparée un jour pour livrer passage au fleuve ; enfin, bien loin, au sud, les pics neigeux de l'Oberland qui se découpent dans le ciel bleu.

Et quand le soleil se lève sur ces perspectives, que son globe agrandi se dégage de la Forêt-Noire, on peut croire que l'effet est magique.   7

C'est pourtant le spectacle que, chaque matin, le buveur de petit lait pourrait se procurer en ouvrant sa fenêtre, car nous placerions l'*hôtel-chàlet* près d'une fontaine, dans une dépression du Honeck, située au midi.

Il y a bien un autre chàlet où nous préférerions être logé et traité, — sans petit lait, — par le propriétaire ; c'est au chàlet princier de M. Hartman, si hardiment posé au-dessus des précipices du Schlucht. Au moins devrait-il y avoir là, sur le passage du col, au lieu de la petite auberge, un hôtel confortable, où coucheraient les amateurs, qui, suivant nos recommandations, voudraient passer quelques jours à errer sur les chaumes.

Nous ne parlerons pas de tous les points remarquables où ils auraient à s'arrêter, — du *lac Blanc* et du *lac Noir*, — du *Rotabac* et du *Rhein-Kopf*, si peu connus, et qui ne le cèdent en rien au Honeck, par leurs perspectives sur le *Grand-Ventron* et sur les vallées de la *Fecht*, de la *Lauch* et de la *Tur*, — du *ballon de Guebviller*, enfin, le plus élevé de tous, et qui, par sa position isolée, offre les vues les plus complètes.

Nous en avons dit assez pour faire saisir l'idée de cet établissement aérien, sanitaire et pittoresque. Espérons qu'elle se réalisera un jour, et revenons à Gérard-mer, dont nous n'avons pas suffisamment indiqué les ressources et les conditions de progrès.

Depuis trois ans, un établissement pour la cure

d'eau froide y a été fondé. Quoique tardive, l'affaire est bonne, si elle est bien conduite. Nous disons tardive, parce qu'en médecine les méthodes de traitement ont aussi leur période de vogue; elles sont à la mode, puis elles tombent en désuétude. L'hydrothérapie n'est pas tombée, parce qu'elle repose sur quelques principes sérieux; mais elle n'a plus le prestige qu'elle avait il y a quinze ans. Elle est devenue rationnelle, d'empirique et d'exclusive qu'elle était avec Prietswitz et ses disciples.

Les médecins recommandent à leurs clients des lotions froides et des bains de rivière, mais ils ne jugent pas toujours nécessaire de les envoyer dans un établissement pour y suivre rigoureusement les pratiques un peu dures de la méthode. Les Français, les Lorrains surtout, manquent d'ailleurs de cette confiance naïve qui, en Allemagne, fait le succès de certaines pratiques extraordinaires.

Le moment n'est donc plus aussi favorable pour accréditer un nouvel établissement hydrothérapique. Toutefois, celui de Gérardmer est dans de si bonnes conditions hygiéniques, les promenades, qui sont un des éléments importants de la cure, sont si intéressantes, qu'on doit espérer sa réussite.

Seulement, il faut bien comprendre que le succès d'une maison de santé repose sur le médecin qui la dirige. Il ne faudrait pas s'enfermer strictement dans les pratiques de l'hydrothérapie, dans les maillots secs ou humides. On peut recourir à quelqu'autre procédé, par exemple aux bains de vapeur ou fumigations de térébenthine, ainsi que cela a lieu dans les montagnes du Dauphiné. Pendant la préparation des matières résineuses, les rhumatisants, sauf la tête, sont introduits dans les fours et chauffés avec les branches de sapin pour extraire, des uns et des autres, tous les liquides. Les vapeurs térébenthinées enveloppent le corps, excitent, fortifient la peau et en font sortir toutes les mauvaises humeurs. Ce supplice, mitigé suivant les circonstances, est moins pénible que l'emmaillottement hydropathique, et pourrait lui être substitué; les branches de sapin ne feraient pas défaut à Gérardmer.

Nous regrettons que la maison de santé n'ait pas été installée sur les bords du lac. C'eût été là une magnifique enseigne pour un établissement de ce genre. Et quelles ressources ! pour l'agrément : les promenades en bateau, la pêche, etc.; pour le traitement : des bains de mer d'eau douce, une pleine eau à discrétion, une existence amphibie, des dîners champêtres, des courses dans les montagnes et des soirées musicales, dansantes même. La danse n'est-elle pas un exercice gymnastique, et, à ce titre, formellement prescrite? L'étiquette et la cérémonie seraient naturellement exclues. Quand on a nagé dans les mêmes eaux, quand on a dîné sous les mêmes ombrages, les relations prennent vite le caractère d'une douce intimité.

Voilà comment nous comprenons l'hydropathie; ce n'est plus l'hydropathie farouche du paysan de Silésie; c'est l'hydropathie française, ornée, aimable, appelant à elle tous les enfants gâtés de la civilisation.

Nous croyons, enfin, qu'une chose essentielle pour la vogue de Gérardmer serait un *Guide illustré,* un *Itinéraire du touriste dans les Vosges.* Ce livre est encore à faire ; et ce n'est pas facile, par la raison que les Vosges pittoresques ne sont pas constituées. S'en tenir aux curiosités banales, serait insuffisant. Il faut en signaler de nouvelles ; il y en a. Il faut donner du relief à bien des choses méconnues, faire un programme méthodique des excursions.

Pour remplir ces conditions, ce n'est pas assez d'avoir du talent, il faut être Vosgien et connaître à fond le pays. Ainsi, récemment, il a été publié un album des Vosges, qui ne répond pas à l'objet proposé. Les lithographies sont superbes, mais de fantaisie ; le texte est signé par un des plus beaux noms de la littérature. Vous vous attendez à des descriptions piquantes et imagées, vous ne trouvez qu'une pâle copie. Le bonhomme dormait, ce jour-là, en traversant les Vosges.

Nous connaissons à la tête de l'une de nos administrations départementales, — de celle qui exige le plus de connaissances topographiques, — un homme d'intelligence et de goût, artiste et savant, qui tient à sa disposition une plume élégante et un crayon habile ; personne ne remplirait cette tâche plus convenablement. Ce serait une distraction pour lui et un grand service rendu au pays qu'il affectionne.

§ 7.

CONCLUSION.

Les établissements faits ou à faire, que nous venons d'examiner, constituent un ensemble de moyens variés, bien propres à satisfaire toutes les exigences de la médecine et de la villégiature. Nulle part, on ne retrouverait, ainsi groupées, tant de stations, offrant, chacune, un caractère particulier et répondant à des indications spéciales ; il en est pour tous les goûts, pour toutes les souffrances et pour toutes les bourses.

Nous pensons que, indépendamment de la valeur propre à chaque établissement, on pourrait tirer de nouveaux avantages du rapprochement de ces diverses stations et de la combinaison de leurs méthodes de traitement. Il nous a paru que plusieurs avaient besoin de leurs voisins pour se compléter, et qu'il pourrait se former, entre elles, une sorte de solidarité.

Adoptant cette idée, et pour relier les établissements des Vosges, on est amené à concevoir une
certaine association, en vertu de laquelle l'action com-
mune, soumise à une direction supérieure, serait mieux
coordonnée et plus efficace.

Aujourd'hui, la nécessité des associations est mieux
sentie que jamais. Au milieu du mouvement si complexe
de la civilisation et des affaires, les efforts isolés sont
souvent perdus ; ils courent le risque de se contrecarrer
et de se nuire. On doit les harmoniser en faisant la part
à chacun, les faire concourir à un but commun, et réaliser ainsi une plus grande somme d'avantages.

Les avantages, ici, seraient de plus d'un genre.

Le public d'abord jouirait de ressources nouvelles
pour sa santé et ses plaisirs. Le développement, les
perfectionnements, l'organisation bien conçue de tous
ces établissements lui procureraient et plus de jouissances et un meilleur résultat du traitement. Il aurait
la satisfaction de se dire qu'il a trouvé pour son argent
tout ce qu'il venait chercher dans les Vosges ; ensuite,
le pays acquerrait un renom, et, dans une certaine
mesure, profiterait du séjour de ces gens qui ont le
doux privilége de répandre autour d'eux une rosée
bienfaisante.

Enfin, les propriétaires, et autres personnes directement intéressées à l'exploitation des établissements,
retireraient des profits proportionnés à leurs soins et à
leur mise de fonds.

Quand il n'y a pas d'accord et d'élan simultané (ce

qui ne s'obtient sûrement qu'avec un centre d'impulsion), l'activité languit, ou elle se développe sur un point au détriment des autres : atrophie d'une part, engorgement de l'autre; partout du malaise et du mécontentement.

Le public ne se plaît pas dans les établissements qui devraient lui convenir, parce qu'ils sont abandonnés et mal tenus ; il est obligé d'aller dans ceux où se porte la foule; il y est mal, n'y trouve pas ce qu'il désire sous le rapport de sa santé ou de ses goûts ; il n'est pas satisfait, et à l'avenir s'abstient ou se dirige vers d'autres pays où les choses sont mieux combinées.

Quant aux propriétaires : les uns, assurés de la vogue, ne font plus rien pour la mériter, ils sont imprévoyants, et perdent un jour, sans s'en apercevoir, la clientèle que leurs devanciers avaient su acquérir ; les autres, découragés par l'insuccès de leurs petites améliorations, les négligent de plus en plus, et laissent tomber leurs entreprises.

Enfin, le département voit se tarir des sources de richesses qui eussent dû le vivifier.

Par quels voies et moyens arriver à constituer une direction générale, et sur quelles bases organiser une association de ce genre? Nous ne nous proposons pas de résoudre cette difficulté et toutes les conditions de l'arrangement. Qu'il nous suffise, après en avoir signalé l'utilité et l'importance, d'indiquer les principaux éléments du problème.

Nous avons vu qu'il y avait un certain nombre de

mesures à prendre pour créer des ressources à quelques établissements ou pour en perfectionner d'autres. De ces mesures, les unes : embellissement de villes, création de routes, etc., rentrent dans les attributions du Conseil général par la disposition des fonds qui devraient leur être affectés ; d'autres, règlement de police, organisation intérieure, ressortent de l'administration préfectorale ; il en est, enfin, qui sembleraient ne devoir relever que de l'initiative individuelle, et qu'une action collective rendrait plus efficaces et plus sérieuses, — nous voulons parler des moyens de publicité et de réclame.

Ne serait-il pas préférable que chaque établissement, au lieu de s'annoncer isolément, se réunît à ses voisins et se présentât au public en faisceau, se faisant valoir l'un par l'autre ? Qu'il y aurait de bonnes choses à dire sur ce groupe vosgien, si varié et si complet ! D'ailleurs, la réclame, en s'élevant et se généralisant, prend un caractère plus honnête que lorsqu'elle procède uniquement de la spéculation privée ; elle a pour but sérieux d'éclairer le public sur les ressources propres à chaque station et de diriger son choix.

Ces avantages multipliés, et qui se recommandent mutuellement, ont plus de chances pour frapper et décider la clientèle.

Il y aurait donc une agence départementale de publicité, qui imprimerait une impulsion énergique et habile à cette partie essentielle de toute entreprise.

Mais avant d'appeler à soi les étrangers, il faut avoir tout disposé pour les bien recevoir. Les amélio-

rations devront préalablement être exécutées; les créa-
tions si utiles que nous avons signalées devront être
réalisées.

Pour atteindre ces résultats, peut-être y aurait-il
lieu d'organiser un service spécial sous la direction de
quelque membre de l'administration préfectorale? Une
commission, formée dans le sein du Conseil général,
pourrait être chargée de l'étude des projets qui sont du
ressort de cette assemblée...

Encore une fois, nous ne savons pas bien comment
devrait être conçue cette combinaison; mais, suivant
l'expression consacrée, il y a là quelque chose à faire.
C'est un groupe d'industries intéressant une partie du
département, et qui attendent, pour se développer, un
peu d'aide et de protection.

Supposons que les Vosges soient un petit État
d'Allemagne, que se passerait-il? Le souverain ne man-
querait pas d'appliquer une partie de son budget à
organiser des établissements là où ils manquent, amé-
liorer ceux qui existent, créer des promenades, embellir
les villes; faire, en un mot, tout ce qui est de nature à
plaire aux étrangers. Dans peu, l'on verrait une affaire
très bien montée, qui rapporterait beaucoup d'argent
au *Grand-duc*, et ferait la prospérité de ses bien-aimés
sujets. Sans compter que tous les étrangers, venus dans
ce délicieux pays, seraient enchantés des plaisirs qu'ils
y auraient goûtés, de la santé qu'ils y auraient retrouvée,
se promettraient d'y revenir toujours et d'y adresser
leurs amis et connaissances.

Les Vosges n'ont pas de grand-duc, mais un Préfet qui représente le plus puissant Souverain de la terre ; elles ont un Conseil général qui représente le peuple le plus intelligent et le plus brave, oui ! malheureusement pas le plus entreprenant en affaires... Espérons !

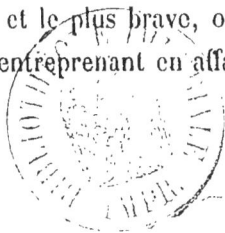

Epinal, imprimerie d'A. CABASSK.

179

.

www.ingramcontent.com/pod-product-compliance
Lightning Source LLC
Chambersburg PA
CBHW070906210326
41521CB00010B/2073